www.ingramcontent.com/pod-product-compliance
Lightning Source LLC
Chambersburg PA
CBHW030357280726
48655CB00019B/2310
* 9 7 8 1 6 7 8 7 4 3 9 4 9 *